AF603016

CONSEILS PRATIQUES

AUX

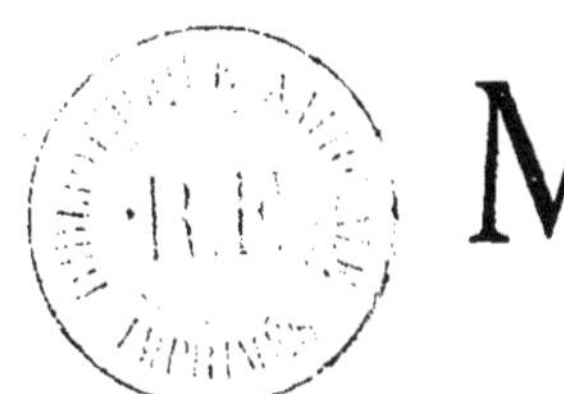

MÈRES

SUR

L'ALLAITEMENT MATERNEL

ET

L'ALLAITEMENT ARTIFICIEL

PAR

L. M. B.

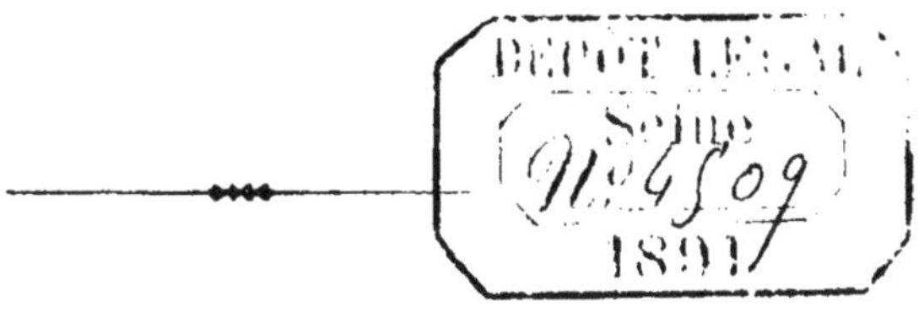

PARIS

IMPRIMERIE BREVETÉE Vve ÉDOUARD VERT

29, Rue N.-D.-de-Nazareth. — *Téléphone*

1891

PRÉFACE

Cette petite brochure s'adresse tout spécialement aux jeunes mères.

Notre seul but peut se résumer en ceci : faire élever de beaux enfants.

Nous donnons notre modeste brochure sous forme de conseils, de façon à propager parmi les jeunes mères la bonne manière de traiter le premier âge, à enlever quelques préjugés, usités la plupart du temps sur l'avis de commères, comme par exemple de pétrir la tête du nouveau-né pour lui donner une forme plus arrondie, cette manœuvre étant toujours dangereuse sur un cerveau aussi délicat.

On remarquera que nous nous abstenons de tout conseil pour ce qui a trait aux premiers soins à donner au nouveau-né, ceci, bien entendu, étant du ressort du médecin et de la sage-femme. Nous

nous sommes attachés surtout, et d'une façon toute particulière, à l'allaitement tant maternel qu'artificiel, ceci nous ayant paru être un point capital. Nous osons espérer que ces conseils seront suivis par les mères et nourrices : ce nous sera la plus grande satisfaction et la meilleure récompense de notre travail.

X***

BERCEAU

Le berceau doit être un peu élevé et placé dans un endroit bien éclairé et à l'abri des courants d'air.

Le berceau élevé met le nouveau-né non seulement à l'abri de l'humidité, mais encore contre les atteintes des animaux domestiques.

Pour que le lit de l'enfant soit établi dans de bonnes conditions hygiéniques, il faut que le paillasson soit fait de balles d'avoine ou de paille de maïs, le matelas et l'oreiller en crin ; en outre, il faut mettre sur le matelas un feutre qui a non seulement l'avantage d'absorber l'urine, mais qui encore ne développe pas de chaleur.

Tous ces objets : paillassons, matelas, feutre, ne doivent jamais se faire sécher devant le feu mais être exposés à l'air et au soleil.

Il y a, en outre, un grave inconvénient à trop couvrir les enfants ; la transpiration affaiblit considérablement le corps. Pour réchauffer un enfant pendant l'hiver, il suffit de mettre à côté de lui ou à ses pieds une bouteille remplie d'eau chaude et enveloppée de flanelle. Ne jamais se servir de briques ou de fers qui peuvent communiquer le feu au berceau.

C'est une mauvaise habitude de tapoter dans le dos de l'enfant dans l'espoir de le calmer : mauvaise habitude aussi de le bercer à tout propos. Si l'enfant crie, il faut en chercher les causes (sali par les matières, mouillé par l'urine, trop serré, etc.); si on n'en trouve aucune, il suffit d'imprimer au berceau un mouvement *très léger*, accompagné d'un chant monotone, pour endormir l'enfant.

Les mouvements violents et saccadés que certaines nourrices impriment au berceau peuvent amener des désordres d'une extrême gravité sur le cerveau, qui est si impressionnable à cet âge, ou troubler les fonctions digestives de ces petits êtres.

ALLAITEMENT

Dès que l'enfant vient au monde, il crie pou manifester le besoin qu'il a de se nourrir.

La mère, à peine délivrée du terrible travail de l'enfantement, n'a plus qu'une pensée, qu'un désir : voir son enfant, ce cher petit être sur qui reposent ses plus douces, ses plus chères espérances. Comme elle a vite oublié la souffrance et avec quelle ardeur elle le caresse ; rires et pleurs se confondent alors dans un ardent, dans un long baiser !

Bien faible encore, elle l'approche de son sein, et, à peine en a-t-il senti le contact, que sa bouche commence instinctivement à sucer le lait.

Dans les premiers jours suivant la naissance, les seins ne donnent pas un lait pur mais un lait aqueux, nommé *colostrum*, qu'on dit, avec raison, avoir une vertu purgative, vertu nécessaire durant les premiers jours pour débarrasser l'organisme du nouveau-né du *meconium*, matière glutineuse contenue dans les intestins. C'est seulement 48 heures après l'accouchement que la femme commence à produire le vrai lait, le seul aliment précieux et indispensable à l'enfant.

« Le lait de la femme, dit Lavine (1), est le seul qui convienne parfaitement au nouveau-né; tout autre lui fait courir des dangers, surtout pendant les premiers mois de la vie.

» Pour lui, rien ne saurait remplacer la vigilance d'une mère et les soins incessants qu'il réclame ne sont jamais bien et complètement donnés que par la mère qui l'allaite elle-même.

» Toute femme qui est en bonne santé et qui a suffisamment de lait doit donc élever son enfant au sein.

» Une santé médiocre n'est pas toujours un obstacle à l'allaitement maternel; on a vu des femmes sujettes à des névralgies utérines s'en trouver parfois débarrassées après avoir nourri. Souvent aussi celles qui étaient chlorotiques, névropathes, qui n'avaient pas d'appétit et digéraient mal, ou dont la santé était languissante, jouissaient pendant l'allaitement d'une santé excellente, qui pouvait même se maintenir après qu'elles avaient sevré. »

Au contraire, les femmes qui n'allaitent pas sont sujettes à des congestions dans divers organes et surtout dans la matrice.

Certaines mères n'allaitent pas elles-mêmes leurs

---

(1) Lavine, *Allaitement artificiel.*

enfants sous prétexte que leurs occupations commerciales ne le leur permettent pas ou encore qu'elles ont des visites à faire. D'autres craignent de perdre la fermeté et la fraîcheur de leurs seins. Combien ces pauvres femmes sont dans l'erreur ! Toute femme qui s'est soustraite à ce devoir sacré n'était, il faut bien le dire, pas digne d'avoir des enfants. Quel amour, quel respect, quelle reconnaissance peut espérer une mère de l'enfant qu'elle repoussa de son sein ?

Il y a pourtant des cas où la mère se trouve empêchée d'allaiter son enfant.

Les causes principales sont les suivantes : la pauvreté du lait, la grande faiblesse, les maladies du mamelon, la phtisie. Dans ces divers cas, la mère ne saurait s'en rapporter à sa propre appréciation ; l'avis du médecin fera foi.

Ces causes ne sont malheureusement pas les seules; il en existe d'autres où ce n'est pas le seul état de santé de la mère qui soit en jeu ; telles certaines filles mères ou certaines femmes qui, se trouvant seules, ont besoin de travailler hors de chez elles pour assurer leur existence.

Avant de parler de la quantité de lait que peut fournir chaque sein et du régime alimentaire de l'enfant, nous dirons qu'il faut habituer ce dernier à ne prendre le sein qu'à des heures réglées. Il est très dangereux de donner le sein à l'enfant chaque fois qu'il crie. Il suffit, le plus souvent, de le changer de position ou de lui remettre de nouveaux langes pour le calmer.

En général, on ne doit donner le sein à l'enfant que toutes les deux heures le jour et toutes les quatre heures la nuit.

Mais quand il aura un peu grandi et qu'il pourra absorber chaque fois une plus grande quantité de lait, on pourra espacer encore plus les tettées.

La quantité de lait fournie par chaque sein est en général de 25 à 30 grammes par heure, ce qui donne pour les deux seins 1,440 grammes environ par jour. La quantité moyenne de lait absorbée par l'enfant dans 24 heures est, d'après Bouchardat, à peu près la suivante : le premier jour à peine 30 grammes, le second jour il monte à 150 grammes, le troisième 450 grammes; il arrive ainsi vers le quatrième jour jusqu'à 550 grammes.

Après le premier mois, il en absorbe en moyenne 650 grammes; après le troisième mois, 750 grammes; et après le quatrième mois, environ 850 grammes. Dans la seconde moitié de l'allaitement, l'enfant boit environ un litre par jour.

Si nous comparons la quantité moyenne de lait fournie par la femme avec celle absorbée par l'enfant, nous trouvons qu'il y en a de reste.

Le lait préparé dans le sein de la mère est le seul aliment qui convienne à l'enfant; la mère doit le lui offrir avec amour, puisque c'est avec le lait qu'il éteint sa soif et sa faim.

Ne donnez jamais ni bouillies ni panades à vos enfants avant six mois. Cette nourriture avant cette époque est disproportionnée; elle fatigue l'estomac et les intestins, retarde l'évolution dentaire et le développement du corps et pousse le plus souvent au rachitisme et à la scrofule.

Ce n'est donc qu'à partir du sixième mois, et seulement dans le cas où la mère n'aurait pas suffisamment de lait, qu'on pourra commencer à donner à l'enfant une petite bouillie faite avec du lait.

A mesure que l'enfant grandira, on cessera petit à petit de le faire tetter pendant la nuit.

Afin de se rendre un compte exact de l'augmentation graduelle de l'enfant, il sera bon de le peser de temps à autre.

ALLAITEMENT ARTIFICIEL

On doit considérer l'allaitement artificiel comme une nécessité ; pour réussir, il faut beaucoup de patience et des précautions minutieuses. La mère qui a cru s'épargner de la besogne en refusant son sein s'est bien trompée en choisissant ce genre d'allaitement ; elle a maintenant double charge : surveillance de l'enfant et surveillance du biberon. Nous ne saurions trop répéter que cette pratique d'élever l'enfant au biberon est très mauvaise, et, quoiqu'on puisse citer des exemples de succès, il est certain qu'il est plus difficile d'élever des enfants de cette façon, qu'ils sont plus souvent malades et qu'enfin un grand nombre dépérissent et succombent par le fait de ce mode d'alimentation.

Il est incontestable que ce moyen réussit plus souvent dans les campagnes que dans les grandes villes.

Dans les campagnes, il y a en quelque sorte une compensation par l'influence du bon air et surtout par les excellentes qualités du lait de vache dont on se sert de préférence pour l'allaitement au biberon, et que l'on trouve partout à un prix pour ainsi dire insignifiant.

« Le lait (1), vendu dans les grandes villes, est fatalement suspect, puisqu'on n'en connaît pas l'origine et que sa production n'y est soumise à aucune surveillance ; *il faut soumettre le lait à une ébullition complète et prolongée avant de le faire servir à l'alimentation des enfants.*

« Presque tous les enfants sont petits, faibles ; bon nombre succombent au rachitisme, à la tuberculose ou à quelque affection intestinale provoquée par l'usage d'un lait qui ne lui est pas véritablement destiné. En peut-il être autrement ? Comment suppléer aux qualités d'un bon lait de femme qui est, en définitive, l'aliment naturel des enfants. »

Lorsque l'allaitement au biberon devra être employé, une mère intelligente, par ses soins assidus et son dévouement, peut seule avoir quelque espoir de réussir dans une tâche aussi pleine de difficultés.

COUPAGE DU LAIT

Jeunes mères, si vous êtes soucieuses de la santé de votre enfant, si vous tenez à préserver ce petit être d'une foule de maladies, puisque vous ne pouvez enfin le nourrir de votre sein, prenez au moins les

(1) Lavine, loc. cit.

précautions indispensables pour l'allaitement au biberon. Gardez-vous surtout d'écouter les conseils de ces femmes aux vieilles idées, de ces nourrices prétentieuses qui vous conseillent de couper le lait d'eau panée, d'eau de gruau, de guimauve, de graines de lin, etc. Avec de semblables mélanges, il n'est pas surprenant que les enfants dépérissent.

Dans le biberon le plus propre, le mieux entretenu, ces mélanges produisent, par la fermentation, une odeur repoussante; les microbes s'y développent rapidement; puis de légères fièvres prennent l'enfant sans que l'on se rende bien compte d'où cela provient; des complications surgissent et, la plupart du temps, la mort s'ensuit.

On ajoute de l'eau sucrée au lait de vache pour l'assimiler au lait de la femme qui en contient une plus grande quantité.

Au début, on mettra trois parties d'eau sucrée pour une partie de lait de vache; petit à petit, on augmentera le volume de lait : deux parties d'eau pour une de lait; puis on le coupera par moitié et ainsi de suite jusqu'à l'âge de six mois, époque à laquelle généralement le lait peut être donné pur.

Le lait de chèvre sera additionné d'eau dans les mêmes proportions, en ajoutant un peu plus de sucre.

Ajoutons que l'eau est le meilleur liquide pour le coupage ; mais que, si l'on tient à éviter bien des maladies, on aura soin préalablement de la faire bouillir.

BIBERON

Il y a une trentaine d'années, un biberon était une chose bien rare. Généralement, les femmes éprouvaient une sorte de honte à montrer qu'elles étaient incapables de nourrir.

Aujourd'hui on le voit partout.

Beaucoup de mères adoptent maintenant cet instrument pour se débarrasser de ce qui devrait être leur principal soin.

La qualité principale d'un biberon est d'être *simple et très facile à nettoyer*.

Pour cela on emploiera de l'eau très chaude à laquelle on ajoutera du carbonate de soude, puis on laissera le biberon dans l'eau froide jusqu'à la tettée suivante.

On devra adopter exclusivement un biberon tout en verre, avec bouchon également en verre ; on adaptera une rondelle de caoutchouc pour la fermeture, avec une tétine simple. Un biberon, établi dans ces conditions, s'entretient avec facilité.

Il existe un grand nombre de modèles de biberons, tous plus ou moins défectueux.

Pourtant, après examen sérieux, nous ne saurions trop recommander le biberon Robert à filtre.

DE LA NOURRICE

Nous ne pourrons jamais assez recommander de prendre toutes les précautions pour choisir une nourrice. Pour cela on ne devra jamais s'en rapporter aux renseignements fournis par telle ou telle personne, mais *toujours* consulter un médecin qui puisse visiter la nourrice, celle-ci pouvant, en effet, être atteinte de tuberculose, syphilis, etc., maladies qui se transmettent avec le lait.

On devra, en outre, la prendre très douce de caractère, exempte de colères qui sont toujours la cause de désagréments plus ou moins fâcheux pour l'enfant qui leur est confié.

Comme il y aurait inconvénient à donner au nouveau-né un lait déjà ancien, on prendra la nourrice récemment accouchée.

On fera bien aussi de peser l'enfant de temps à autre afin de s'assurer, par son augmentation de poids, si le lait de la nourrice est favorable à son développement.

Dans le cas où l'on mettrait un enfant en nourrice à la campagne, on devra surtout rechercher une femme qui, en dehors de l'allaitement, n'ait pas de grandes occupations corporelles, ni surtout de longues courses à faire, car à son retour, par suite de la marche, le lait se trouve échauffé, ce qui est préjudiciable à l'enfant.

Les visites que les parents feront à la nourrice devront être fréquentes, à intervalles irréguliers et sans prévenir. Ces visites à l'improviste donneront toujours aux parents l'indication de l'état dans lequel on tient leur enfant.

PROPRETÉ

La propreté est d'une grande influence sur la santé et le développement de l'enfant.

A partir de la naissance, on nettoiera le corps *tous les jours* avec de l'eau tiède; on essuiera avec un linge bien sec ou mieux avec de la flanelle.

Lui faire prendre le soir, de temps en temps, des bains tièdes à l'amidon ou au son, surtout quand il est agité.

Chez les enfants dont la propreté est négligée, qui sont en un mot mal tenus, pour peu que l'on néglige les lavages, il ne tarde pas à se former des excoriations sur toute la peau et notamment sur les fesses et les cuisses qui, alors, s'écorchent. On devra faire usage de son très fin en l'appliquant sur la peau.

Il y a encore des nourrices et des vieilles commères qui prétendent que la crasse et les poux sont nécessaires à la santé des enfants et qu'il serait mauvais de les en débarrasser.

Ces personnes sont sans doute de bonne foi et croient réellement ce qu'elles avancent.

Il est de notre devoir de leur signaler qu'elles sont dans une erreur profonde.

On doit débarrasser les enfants, et au plus tôt, de ces choses répugnantes.

Pour la crasse, on coupera les cheveux et on mettra le soir un peu d'huile sur la tête ; le lendemain on fera tomber les croûtes très facilement en brossant légèrement la tête.

Pour les poux, quand la crasse aura disparu, on appliquera le soir un peu d'huile de cade sur la tête ; on brossera légèrement le lendemain, et, au bout de quelques jours, l'enfant sera débarrassé de ces parasites malsains.

Les croûtes de lait ou gourmes sont loin, comme on le croit généralement, d'être utiles à la santé des enfants.

Ces gourmes sont placées particulièrement sur le front, le nez, les joues et autour de la bouche. La cause est due presque toujours à la défectuosité du régime alimentaire : excès de nourriture ou mauvais aliments.

Pour les faire disparaître, il faut les graisser d'huile et les saupoudrer de fécule ou de poudre d'amidon, puis les brosser de temps en temps.

On devra en même temps modifier le régime alimentaire.

Il est très utile de faire prendre tous les jours une ou deux cuillerées à café, selon l'âge, du sirop Bertazzi glyco-iodé. Ce sirop sert de reconstituant dépuratif.

DENTITION

C'est vers le huitième mois que commencent chez les enfants les terribles souffrances de la dentition.

C'est surtout à ce moment que l'enfant va avoir besoin de tous les soins et de toutes les attentions qu'une mère peut lui prodiguer.

La sortie des dents se fait par poussées ou par groupes.

Vers le huitième mois, quelquefois un peu plus tôt, quelquefois un peu plus tard, apparaissent les deux dents incisives médianes inférieures. Trois semaines ou un mois après sortent les deux incisives médianes supérieures, un mois ou un mois et demi après, les deux incisives latérales supérieures et peu après les inférieures. Viennent ensuite les quatre premières molaires.

Au bout de trois ou quatre mois apparaissent les quatre canines.

Et enfin, encore trois ou quatre mois plus tard, les quatre grosses molaires.

Ces vingt premières dents, généralement sorties à deux ans ou deux ans et demi, sont destinées à tomber pour faire place à d'autres plus fortes et permanentes

A chaque dent qui va sortir, l'enfant éprouve le besoin de mordre, refuse le sein, jette des cris et éprouve un malaise indéfinissable. Le meilleur remède pour soulager ses souffrances est de lui donner une racine sèche de guimauve blanche. Si les gencives sont trop gonflées, rouges et douloureuses, on les frictionnera avec de l'huile d'amandes douces.

Le travail de la dentition n'entraîne le plus souvent que de légers accidents, mais quelquefois ces accidents sont graves, telles les convulsions, la toux, la diarrhée et les vomissements. Dans ces cas, il faut toujours demander conseil au médecin.

Si beaucoup d'enfants ont une dentition tardive, cela tient à ce que beaucoup de mères et surtout de nourrices leur donnent trop tôt (2e et 3e mois) de la bouillie et de la soupe. Une nourriture disproportionnée retarde l'évolution dentaire et le développement du corps et pousse à la scrofule et au rachitisme.

SEVRAGE

On pourra commencer à *sevrer* ou séparer l'enfant de la mère après la sortie des douze premières dents.

Le printemps et l'automne sont les saisons les plus favorables.

Ainsi, on devra s'abstenir de sevrer un enfant pendant l'été; à cette époque, les diarrhées sont fréquentes et souvent mortelles.

On ne devra pas non plus le sevrer pendant le travail de la dentition. On attendra un moment de repos, c'est-à-dire l'intervalle existant entre l'apparition d'un groupe de dents à un autre.

On devra cesser peu à peu de le faire tetter. Dans l'intervalle, lui donner quelques légers potages de bouillon ou de lait, et ensuite des œufs frais. On arrivera ainsi à lui donner graduellement une nourriture plus substantielle.

www.ingramcontent.com/pod-product-compliance
Ingram Content Group UK Ltd.
Pitfield, Milton Keynes, MK11 3LW, UK
UKHW021041260726
13994UKWH00005B/2286